OBSERVATION

DE

TUMEURS FIBREUSES

DES DEUX MAXILLÁIRES SUPÉRIEURS

AVEC COINCIDENCE DE POLYPES MUQUEUX DU SINUS MAXILLAIRE DROIT

PAR LE D^r ORÉ

professeur à l'École de Médecine de Bordeaux, chirurgien adjoint de l'hôpital
Saint-André de la même ville.

BORDEAUX

IMPRIMERIE G. GOUNOUILHOU,

place Puy-Paulin, 1.

1860

OBSERVATION

DE

TUMEURS FIBREUSES DES DEUX MAXILLAIRES SUPÉRIEURS

avec coïncidence de polypes muqueux du sinus maxillaire droit.

Extirpation des deux tumeurs. — Résection de la lame antéro-externe du sinus. — Destruction des polypes. — Emploi d'un drain et de la suture avec les fils métalliques. — Application de la méthode américaine. — Guérison.

Arnaud (Jean), âgé de quarante-neuf ans, charpentier, entre à l'hôpital Saint-André le 4 décembre 1859. Cet homme, doué d'une constitution robuste et d'un tempérament sanguin, n'a jamais été malade ; il est couché au lit 12 de la salle 10.

Il y a cinq ans, en proie à un violent mal aux dents, Arnaud s'adressa à un dentiste, qui lui déclara, après avoir examiné sa bouche, qu'il fallait enlever les deuxième, troisième et quatrième molaires droites. A la suite de cette opération, le malade sembla guéri ; mais il y a deux ans, un nouveau mal aux dents, combattu cette fois encore par l'avulsion de la première et de la cinquième molaires, attira de nouveau son attention. Alors il remarqua que la joue droite devenait plus volumineuse et que la narine du même côté était un peu obstruée. Fréquemment il avait des épistaxis assez abondantes, et après chaque épistaxis la tumeur diminuait sensiblement de volume. Il y a cinq mois, les mêmes symptômes ont commencé à se montrer du côté gauche. La joue est devenue saillante; le nez s'est élargi, mais néanmoins la narine est restée libre.

Justement effrayé, Arnaud se décide à venir à l'hôpital pour y subir l'opération que l'on jugera nécessaire.

Voici son état le jour de son entrée :

Du côté droit de la face, on observe une tumeur régulière, uniforme, non bosselée, du volume d'un œuf de dinde environ. La peau qui la recouvre n'est point amincie, et les veines ne sont pas dilatées. La partie antérieure de l'apophyse zygomatique semble soulevée et projetée en avant. L'œil, en raison de la saillie de la joue, est enfoncé dans son orbite. La tumeur, de consistance moyenne, est intimement liée au maxillaire supérieur et fait corps avec lui. La branche montante de cet os, fortement soulevée, forme sous la peau une saillie très-sensible. Enfin, dans l'intérieur de la narine, on aperçoit deux petites tumeurs roses, molles, saignant facilement quand on les touche, et n'étant le siége d'aucune douleur.

Du côté gauche, on observe aussi, au niveau de la joue, une tumeur ayant à peu près le tiers du volume de celle du côté droit. D'ailleurs, même aspect extérieur, même consistance, même immobilité, même adhérence. La branche montante est aussi fortement soulevée, et cependant la narine est libre, car une sonde de femme pénètre facilement jusque dans la cavité pharyngienne.

L'examen de la cavité buccale révèle les symptômes suivants : à droite, absence des petites et des grosses molaires ; à un centimètre au-dessus du rebord alvéolaire de la mâchoire, le doigt rencontre une tumeur assez molle, semblant venir du sinus maxillaire, dont la paroi antéro-externe aurait été usée. Cette tumeur se trouve donc placée entre l'os maxillaire et la peau de la joue, et son lieu d'implantation paraît exister dans l'antre d'Higmore même.

Du côté gauche, et en suivant toujours le rebord alvéolaire, on trouve une tumeur analogue, paraissant comme celle du côté droit immédiatement en rapport avec la peau de la joue en avant, et le sinus maxillaire en arrière. D'ailleurs, la cavité buccale est complétement libre, et l'on n'aperçoit aucune tumeur dans la partie supérieure du pharynx.

Telles étaient les particularités que présentait ce malade à mon premier examen.

Le 12 décembre 1859, je me décidai à l'opérer, en présence d'un assez grand nombre d'élèves et de mes confrères et amis les Drs Levieux, Henri Gintrac, Segay, Labat et Péry, que je suis heureux de remercier du concours éclairé qu'ils ont bien voulu me prêter dans cette circonstance. — L'opération, on le conçoit, devait être longue et laborieuse. Aussi n'employai-je le chloroforme que pour épargner au malade les douleurs occasionnées par les premières incisions, car la section du nerf sous-orbitaire, qu'il m'était impossible d'éviter, devait amener en grande partie la perte de la sensibilité de la joue.

Je fis d'abord sur la ligne médiane du nez, de la cloison des fosses nasales et de la lèvre supérieure, une incision profonde qui les sépara en deux parties. Par un second coup de bistouri, je prolongeai la commissure labiale droite dans une étendue de 3 ou 4 centimètres environ. Bientôt l'os carré droit, ainsi que l'apophyse montante, furent mis à découvert, et j'arrivai sur la tumeur; je la séparai par sa face antérieure des parties environnantes en disséquant la peau de la joue, qu'un aide releva en l'attirant vers l'angle externe de l'œil. Ainsi isolée dans presque toute son étendue, la tumeur ne tenait plus que par sa base. Il me fut facile de déterminer exactement ses limites. Par son bord supérieur, elle atteignait jusqu'au rebord orbitaire; en bas, elle arrivait au bord alvéolaire; en dedans, elle recouvrait la partie la plus externe de la branche montante; en dehors, elle était limitée par l'os malaire. Pour la séparer par sa face profonde, je commençai la dissection au niveau du rebord de l'orbite, et lorsque je pratiquai la section des nerfs sous-orbitaires, je m'aperçus qu'un prolongement de la tumeur pénétrait par le trou du même nom. Je négligeai de l'enlever momentanément, me réservant de le faire plus tard. La dissection achevée, *je pus me convaincre que la paroi antéro-externe du sinus n'avait pas été détruite, et que la tumeur était simplement accolée à elle.* Le périoste était épaissi, induré; aussi n'hésitai-je pas un seul instant à ruginer l'os, afin d'enlever toutes les parties suspectes. Après ce premier temps de l'opération, à l'aide de pinces à griffes très-longues et d'un bistouri à lame étroite et effilée, j'enlevai le prolongement dont j'ai parlé plus haut. La paroi de l'os fut détruite par le bistouri, dans une très-petite étendue, au niveau du trou sous-orbitaire. Ayant ainsi débarassé le malade de la tumeur extérieure, j'arrachai avec des pinces à pansement les productions polypiformes qui obstruaient la narine droite : c'étaient des polypes peu volumineux, un peu plus consistants et plus durs que les polypes muqueux. En exerçant des tractions avec les pinces sur les polypes des fosses nasales, *je m'aperçus que le mouvement que je leur imprimai faisait refluer un peu de liquide par l'éraillure faite au trou sous-orbitaire.* J'annonçai alors que le sinus maxillaire était rempli par des tumeurs de même nature, et que celle qui attirait dans ce moment mon attention avait bien son point de départ dans la cavité même de l'antre d'Hygmore, ainsi que je l'avais supposé. Cette circonstance, on le conçoit, ajoutait à l'opération une complication nouvelle et une difficulté sérieuse, car l'ouverture naturelle du sinus était insuffisante pour permettre aux instruments d'y pénétrer. Il fallait dès lors se frayer un passage au travers de la paroi antérieure de l'os, afin de pouvoir manœuvrer librement; c'est ce que je fis. A l'aide d'une petite gouge et d'un maillet, je sculptai cette paroi, et je pratiquai une fenêtre arrondie, limitée en haut par le bord de l'orbite, en dedans par la branche montante, en bas par les saillies alvéolaires, en dehors par l'articulation jugo-maxillaire. Je pus ainsi pénétrer dans le sinus, que je trouvai rempli de polypes. Je les enlevai, et afin d'être bien sûr de les avoir détruits en totalité, je promenai sur toute la muqueuse quatre petits cautères rougis à blanc. Ayant détruit le mal à droite, je pratiquai à gauche la même opération. Je dois dire, toutefois, qu'elle fut moins longue et moins compliquée, car je ne rencontrai qu'une tumeur régulière non bosselée, située en avant de l'os maxillaire, beaucoup moins volumineuse que la première, ne communiquant pas avec le sinus et ne pénétrant pas dans le trou sous-orbitaire.

L'opération achevée, je procédai au pansement; mais avant de réunir la plaie, je plaçai un drain dans le sinus maxillaire. L'une de ses extrémités, engagée par l'ouverture naturelle de cette cavité, sortait par la narine droite; l'autre traversait la fenêtre pratiquée à la paroi antérieure, et sortait entre les bords de l'incision à l'aide de laquelle j'avais agrandi la commissure droite de la lèvre. Je dirai dans un instant quelles indications je me proposais de remplir en agissant ainsi.

En second lieu, les bords de la plaie occupant toute la ligne médiane du nez, de la cloison et de la lèvre supérieure, furent réunies. Mais au lieu d'employer la suture entortillée avec les épingles et les fils ordinaires, je me servis de fils métalliques très-fins, en argent, en suivant dans leur application le procédé américain mis tout récemment en usage pour la cure des fistules vésico-vaginales. Treize anses de fils d'argent, très-rapprochées les unes des autres, furent placées depuis la racine du nez jusqu'au bord libre de la lèvre supérieure; quatre anses réunirent la plaie transversale de la

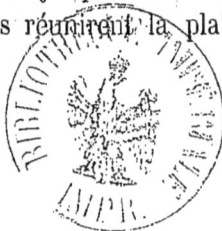

joue; les deux extrémités de chaque anse furent engagées dans un petit tourillon en plomb; puis, le fil ayant été tordu au niveau du tourillon, je serrai les deux chefs de l'anse, en aplatissant le tourillon avec une forte pince. A l'aide de cette suture simple à pratiquer, je parvins à réunir très-exactement les lèvres de la plaie dans toute leur étendue. Quelques plumasseaux cératés et des compresses complétèrent le pansement.

Je prescrivis une potion avec :

> Teinture d'arnica. . . . . 1 gramme.
> Sirop de morphine. . . . . . 50 grammes.
> Pr. : Bouillon, vin sucré.

Le soir, à cinq heures, le malade était très-calme (72 pulsations); la peau présentait une douce chaleur.

13. Le malade a mal dormi la nuit; il a eu des nausées et des vomissements de sang dégluti pendant l'opération. Après ces vomissements, il s'est senti soulagé. — Le nez, la lèvre et les joues étaient tuméfiées et rouges (80 pulsations). A chaque mouvement d'expiration et d'inspiration, la joue droite était soulevée et abaissée par l'air qui traversait le sinus perforé. (Même potion; deux potages; bouillon.)

14. Bonne nuit. A la visite, le pouls était plus fréquent (92 pulsations); le nez était moins tuméfié, la joue droite continuait à être soulevée et affaissée pendant la respiration; toutefois, je dois dire qu'elle l'était un peu moins, grâce sans doute aux adhérences qui commençaient déjà à s'établir. La plaie paraissant réunie dans toute son étendue, je pus enlever tous les points de suture du nez. Je laissai seulement ceux de la lèvre et de la joue. (Même prescription.)

15. Pas de fièvre, un peu de rougeur avec tuméfaction à la joue droite. J'enlevai tous les points de suture restants,

et je poussai dans le sinus une injection d'eau de mauves, à l'aide du drain. L'injection sortit facilement par l'extrémité opposée à celle par où avait pénétré la seringue, entraînant avec elle du pus mélangé à du sang et à des portions d'escarres. (Mêmes prescriptions; frictions sur la joue droite avec le cérat simple. Je continuai pendant les trois jours qui suivirent le même traitement, en ayant le soin de faire pénétrer à chaque pansement des injections dans le sinus maxillaire).

19. Mauvaise nuit. Le malade a éprouvé une céphalalgie très-intense, due sans nul doute à l'érysipèle des joues et du nez, qui s'est franchement déclaré. (Diète, un verre d'eau de sedlitz, frictions avec le cérat).

20. L'érysipèle n'a pas fait de progrès. Les trois jours qui suivirent il parut rétrograder. (Même pansement, mêmes prescriptions.)

24. Toute trace d'érysipèle a disparu sans occasionner la rupture de la cicatrice, qui était complète partout, excepté au niveau du bord libre de la lèvre, où elle s'était rompue dans un point. Le malade n'a pas eu de selles depuis trois jours. (Un verre d'eau de sedlitz ; le drain fut enlevé.)

1er janvier 1860. La guérison était complète et la cicatrice partout régulière. Je dois dire cependant, pour être exact, qu'il existait une petite coche au niveau du bord libre de la lèvre supérieure, qui était évidemment le résultat de la rupture de la cicatrice, occasionnée dans ce point par l'érysipèle. *Les points par lesquels les fils métalliques ont pénétré, n'ont laissé aucune trace.* La joue gauche avait son aspect normal. La joue droite, qui avait toujours été le siége d'un engorgement plus ou moins prononcé depuis le premier jour de l'opération, a repris son aspect à peu près régulier. Les muscles de toute cette région fonctionnaient bien, mais la sensibilité était notablement amoindrie ; le soulèvement des parties molles, pendant la respiration, avait complétement disparu ; le timbre de la voix était moins clair, moins sonore; les fosses nasales étaient très-libres.

Le 6 janvier, Arnaud se décida à quitter l'hôpital.

Cette observation me paraît intéressante à plusieurs titres; aussi présenterai-je quelques réflexions : d'abord sur le siége, le diagnostic et la nature des diverses tumeurs dont ce malade était porteur; puis sur le manuel opératoire que j'ai cru devoir préférer, ainsi que sur les diverses modifications que j'ai apportées au pansement habituellement employé dans les cas de ce genre; enfin, je dirai quelques mots sur les suites de l'opération.

Lorsque je vis le malade pour la première fois, je l'examinai avec une scrupuleuse attention. Prenant en sérieuse considération, d'une part, son état général qui ne paraissait nullement altéré, sa constitution robuste; d'autre part, la marche de la maladie, et *la présence dans la fosse nasale droite d'une tumeur qui offrait tous les caractères extérieurs du polype,* j'éloignai de mon esprit toute idée qui aurait pu me faire supposer que j'avais affaire à une affection de mauvaise nature. Je crus, dès lors, qu'il s'agissait d'un polype fibreux du sinus maxillaire, qui d'un côté avait usé la lame antérieure de cette cavité pour venir soulever les parties molles, et qui d'un autre côté, étant sorti par l'orifice naturel agrandi de l'antre d'Hygmore, formait dans la narine la tumeur dont j'ai parlé plus haut. Cette opinion, qui était je crois très-rationnelle, fut adoptée par tous ceux qui virent le malade en même temps que moi. Aussi, ne fus-je pas peu surpris, lorsque espérant trouver sur le maxillaire une perte de substance suffisante pour laisser passer la tumeur extérieure, je rencontrai au contraire la lame antérieure de cet os parfaitement intacte; il devenait évident que simplement accolée à lui, cette tumeur avait son point de départ dans le périoste.

J'ai dit que le trou sous-orbitaire offrait une dilatation anormale; j'aurais pu croire un instant qu'au lieu d'user la lame antérieure de l'os, la tumeur avait pénétré par le canal du même nom, et qu'elle était venue peu à peu, lentement, s'appliquer sur cette lame antérieure; mais un examen attentif et sérieux ne me permit pas de m'arrêter longtemps à cette opinion. En vain je cherchai à trouver un rapport anatomique entre les deux affections si différentes par leur nature, en vain je voulus me convaincre que la tumeur extérieure n'était qu'une dépendance de celle que renfermait le sinus, il fut impossible de trouver un lien raisonnable entre elles. N'était-ce pas dès lors *un fait rare, curieux*, je dirais *presque exceptionnel*, que ces deux maladies se développant en même temps, et à peu près dans le même point chez un même individu sans avoir aucun lien de parenté. J'ai fait des recherches nombreuses, soit dans des traités classiques de pathologie chirurgicale, soit dans des monographies importantes sur les polypes du sinus maxillaire et sur ceux des fosses nasales, et je n'ai trouvé aucune observation semblable à celle que je rapporte. Une circonstance ajoute encore un intérêt particulier à ce cas : c'est la présence d'une autre tumeur, quoique moins développée, sur le maxillaire du côté opposé. J'ai dit, plus haut, que j'avais éloigné tout d'abord de mon esprit la pensée que j'avais affaire à une affection de mauvaise nature. L'examen microscopique m'a permis de constater, en effet, dans la tumeur extra-maxillaire, tous les caractères des tumeurs fibreuses, et dans celle du sinus ceux des polypes muqueux ; je n'ai rencontré ni les éléments du tissu fibro-plastique, et encore moins ceux du cancer.

Le procédé opératoire que j'ai adopté diffère de ceux indiqués dans les auteurs à deux points de vue : 1° au point de vue de l'opération elle-même ; 2° du pansement.

J'aurais pu me contenter, en effet, de pratiquer, comme

dans le procédé de M. Velpeau pour la résection du maxillaire supérieur, une incision partant de la commissure droite
de la lèvre et remontant jusqu'à la partie supérieure et externe
de l'os malaire. A l'aide de cette seule incision, il était possible, j'en conviens, d'enlever la tumeur extra-maxillaire;
mais outre qu'elle ne m'aurait pas permis d'attaquer, sans
de grandes difficultés, le polype de la fosse nasale, et par
suite du sinus, je trouve, en thèse générale, à ce procédé,
deux inconvénients sérieux : le premier, *c'est d'amener la
paralysie des muscles qui sont innervés par le facial dont la
section est nécessairement pratiquée;* le second, c'est d'expo-
ser le chirurgien, comme je l'ai constaté dans deux cas à
l'hôpital Saint-André, à couper quelquefois le canal de Sté-
non, et par suite de produire des fistules salivaires, longues
et difficiles à guérir. On m'objectera, je le sais, que ces paralysies disparaissent à la longue, après la cicatrisation de la
plaie, et qu'il faut autant que possible épargner aux malades
le désagrément d'avoir des cicatrices trop apparentes. Mais
on sait que ces paralysies ne disparaissent pas toujours, et
que les cas dans lesquels le retour régulier des mouvements
a été observé, sont tout à fait exceptionnels. Quant aux
cicatrices, elles sont en général fort peu apparentes sur
la face, lorsque surtout la suture est pratiquée comme j'ai
eu le soin de le faire. En divisant les parties molles sur
la ligne médiane, j'étais au contraire bien assuré de laisser
intacts tous les mouvements, et si j'ai été obligé d'agrandir la
commissure droite de la lèvre, j'ai eu le soin de pratiquer
mon incision de manière à n'intéresser qu'un très-petit nombre de filets du nerf facial. Le résultat a prouvé suffisamment
que j'avais eu raison de préférer ce procédé, car jamais, depuis le premier jour de l'opération, mon malade n'a présenté
le moindre signe de paralysie du mouvement.

Le pansement que j'ai adopté offre quelques circonstances

dignes d'intérêt. *J'ai dit que j'avais placé un drain qui, pénétrant par l'orifice de la fosse nasale droite, venait sortir par la trouée faite à la joue du même côté, après avoir traversé le sinus maxillaire.* Ce n'est pas sans raison que j'ai agi de la sorte. On comprend facilement que l'extirpation du polype, suivie de la cautérisation avec le fer rouge, devait amener dans l'antre d'Hygmore une accumulation de matières purulentes, de sang épanché, qu'il était indispensable de ne pas laisser séjourner dans ce point. Il était donc nécessaire que ces matières eussent, d'une part, un écoulement constamment facile, et, d'autre part, qu'il me fût permis de faire pénétrer à chaque pansement des injections emollientes dans le sinus, afin de le débarrasser. Or, le drain devait remplir et a parfaitement rempli cette double indication. Sa présence m'a permis de songer à réunir la plaie de manière à obtenir une cicatrice immédiate, ce qui était très-important, puisque ayant fortement ruginé les deux os maxillaires, j'avais tout intérêt à éviter *que ces surfaces osseuses, ainsi privées de leur périoste,* se trouvassent en contact, soit avec des matières purulentes, soit avec l'air extérieur.

Le procédé que j'ai mis en usage pour réunir les parties molles divisées, diffère aussi du procédé habituellement employé dans les cas de ce genre : c'est la suture entortillée qui est adoptée. Or, j'ai préféré avoir recours à la suture métallique, *et c'est la première fois qu'elle a été faite à l'hôpital Saint-André* dans des opérations sur la face. Il m'est facile d'indiquer les motifs de cette préférence. Un des inconvénients de la suture entortillée, et ce n'est pas le moindre, c'est de produire, dans les points où les épingles pénètrent, des ulcérations qui sont quelquefois plus longues à guérir que la plaie elle-même, et qui laissent après elles des cicatrices apparentes. Or, s'il en est ainsi lorsque la couche des parties molles est épaisse, et qu'elle se trouve à une assez grande distance des os, n'avais-je pas, à plus forte raison, cet inconvénient à redouter *sur la partie médiane du nez, où les épingles péné-trant dans des parties qui sont presque immédiatement en contact avec des surfaces osseuses, devaient amener, comme conséquence de la traction exercée par les fils, des ulcérations beaucoup plus difficiles à éviter que partout ailleurs.* J'ai pensé que les fils métalliques disposés en anses, et serrés comme dans le procédé pour la fistule vésico-vaginale, n'entraî-neraient pas ce *travail d'ulcération,* quoique *séjournant plus longtemps dans les tissus* (on sait en effet que ce sont là les deux propriétés qui les ont fait préférer par les chirurgiens américains), et que je pourrais dès lors les laisser en place jusqu'à ce que la cicatrice fût suffisamment solide. Mes prévisions se sont réalisées, et les fils d'argent n'ont laissé d'autres traces de leur présence que le bien que le malade en a retiré. C'est, je crois, la première fois que cette application de la méthode américaine a été faite dans les opérations sur la face; or, je suis convaincu qu'elle pourra rendre de vérita-bles services dans les cas de ce genre.

Il est enfin une dernière particularité sur laquelle je désire encore attirer l'attention. Pendant longtemps, on *a considéré la destruction du périoste comme une cause certaine de la mortification du tissu osseux.* L'ancienne académie de chi-rurgie a prêté à cette opinion tout le poids de son autorité; des connaissances plus précises sur la disposition de l'appa-reil vasculaire des os, et des expériences directes, célèbres, ont mis hors de doute cette proposition : *que la dénudation des os n'entraîne pas nécessairement leur exfoliation.* Or, le fait que je rapporte vient à l'appui de cette proposition. Les deux maxillaires supérieurs ont été ruginés dans toute leur face antéro-externe, et aucun d'eux ne s'est nécrosé dans ce point. Mais pour obtenir ce résultat, le chirurgien doit éviter de laisser les surfaces ainsi dénudées trop longtemps en contact avec l'air extérieur, et empêcher ultérieurement ce contact d'avoir lieu en faisant tous ses efforts pour obtenir la réunion immédiate. C'est ce qui a eu lieu chez mon malade, et je suis convaincu que l'emploi du drain n'a pas peu contribué à simplifier à cet égard les suites de l'opération.

(Extrait du *Journal de Médecine de Bordeaux*, — Février 1860.)

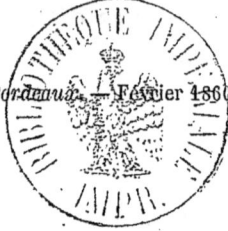

www.ingramcontent.com/pod-product-compliance
Lightning Source LLC
Chambersburg PA
CBHW050423210326
41520CB00020B/6723